经络的世界

上海市中医药事业发展三年行动计划项目

中小学生中医药科普读物

主编　徐平

编委　徐平　查姣杰　陈新旺

　　　虎力　马长春　魏媛

绘图　王静

U0276573

复旦大学出版社

《中小学生中医药科普读物》系列读本
编撰委员会名单 ▬▬▬▬▬

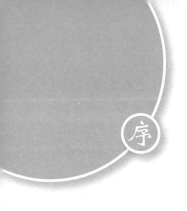

序

文化是民族的血液和灵魂，是国家发展、民族振兴的重要支撑。中医药文化作为中国传统文化最具生命力和时代感的璀璨瑰宝，在中华民族五千年生生不息的传承、创新中扮演着积极、关键的角色，深受广大人民群众的喜爱。习近平同志指出"中华优秀传统文化是中华民族的突出优势，是我们最深厚的文化软实力，大家要做中华文化的笃信者、传播者、躬行者"。因此，弘扬和传承中医药文化对于新时代延续中华民族的优秀传统文化具有现实意义。

"十年树木，百年树人"，文化的传承要从青少年抓起。中医药文化的传承给孩子们的内心种下了一颗种子，希望这颗饱含中华民族优秀文化精髓的种子在其人生观、价值观、道德观的形成过程中"生根发芽"，并在日常生活的各个环节中潜移默化地传递中医药文化的精华和智慧。

中医药的发展需要一代代人共同的努力，中医药文化的传承离不开基础教育的支撑。在上海市卫生和计划生育委员会及上海市教

经络的世界

育委员会的指导下，在上海市中医药事业发展三年行动计划项目的支持下，上海中医药大学组织专家编写了一套《中小学生中医药科普读物》系列读本，力图将中医药知识的普及与基础教育拓展性课程有机衔接，以服务于基础教育改革，弘扬中医药文化。

本系列读本邀请了众多知名中医药专家参与编写，每一位编者既肩负着传承中医药文化的责任，又怀揣着对中小学生的关爱，涓涓热情流于其中。可以说这套读本是责任、爱心、智慧的结晶，蕴含了中医药专家对中医药文化传承、传播的一种寄托，一种历史责任。

中医药文化的传承与发展任重而道远，衷心希望本系列读本不仅可以使中小学生获得科学知识，学到中医思维方法，受到科学精神的熏陶，而且希望他们能掌握一定的中医药知识与技能，珍惜生命，热爱生活。同时希望广大读者，尤其是基础教育工作者和广大中小学生都对这套系列读本提出宝贵意见，一起来参与这项有意义的事业，共同传承和弘扬中华民族优秀传统文化。

上海中医药大学副校长
上海市中医药研究院副院长　　　胡鸿毅
2014 年 6 月

我们的祖先用劳动和智慧创造了光辉灿烂的文化。在长期与自然灾害和疾病作斗争的过程中经反复实践、总结而逐步形成的中医理论体系和方法早已深深地植根于中国人的精神和生息之中，成为我们赖以生存、得以繁衍的重要支柱。

经络的发现和经络理论的形成凝结了我们祖先对错综复杂生命现象的认识，以及古人掌握生命规律、协调机体阴阳及气血平衡、与大自然和谐相处的种种智慧。

经络，早期又称经脉，是指运行血气的通路。经，原意是"纵丝"，就是直行主线的意思；络，则主要是指网络。《灵枢·脉度》中说："经脉为里，支而横者为络。络之别者为孙。"经络学说主要以腧穴的临床应用为依据，阐述人体各部之间的联系通路。体表与内脏之间，由于经络系统的联系而构成一个有机的整体。经络学说贯穿于中医学的生理、病理、诊断和治疗等各个方面。经络的学问，是悬壶济世的学问，人们依赖中医得以祛病安康，保持蓬勃的生命活力。

经络，又是一种感知生命、看待世界的思维方式，其思想基础与中国传统文化的哲

经

络
的

世

界

学精神一脉相通。由经络连接构成的人体系统，不仅是内外关联、表里沟通、协调平衡的，更是与天地同构，动态变化的。经络连络脏腑、运行气血，与时间同律。外部世界的变化时时影响着人体，而生命规律与自然和谐则能身体健康。通过体表的经穴，就能激发身体的修复能力，解决和处理经脉气血的失衡状态，从而使机体复归协调。其"阴阳和合"与"顺应自然"的精神，以及感知、看待和处理健康问题的思维方式，与其他中国传统文化，如儒家"中和"思想及道家"道法自然"思想融为一体，深刻影响着中国人看待世界的思维方式。所以，经络学说之于中国人，不仅是一种医学学说，更是一种文化，是中华民族极其宝贵的非物质文化遗产。

众所周知，用现代科学的研究方法，我们没有找到经络的存在。"经络的实质"到底是什么，成为中医针灸研究者的一块心病。在现代科学过度分化的今天，也许我们有必要回归古代观察事物现象的思维方式，用事物关联的、宏观整体的、动态韵律的思维方式，启迪我们的智慧，找到事物的本质。近几十年，自然科学也在发生深刻的变化，给了我们许多新的思考。我们真心期待，未来的青少年能够站在中国古代文化思想这个"巨人"的肩膀上，去探索、诠释生命无穷的奥秘。期待更多的青少年热爱中医，关注经络，共同探索经络的未来之路！

这本小册子，是写给青少年看的。我们没有用大段文字去完整阐释经络的学术体系和理论应用，而是设想通过一个孩子的眼睛，通过解释身边经常发生的问题，来激发中小学生探究经络问题的兴趣，帮助他们了解传统的经络保健方法，理解经络穴位对保健、改善体质及提高生命质量的作用。如果本书能同时对提升中小学生的中国文化思维素养起到一点微薄的作用，那真是善莫大焉。

上海中医药大学　徐平

2014 年 6 月

目 录

经
络
的
世
界

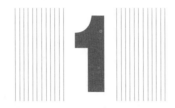

连接人体各部的经络

一 什么是经络

你见过针灸治病吗？看一根根银针扎在人的身上，这些被针刺的部位就是人体的穴位点，又称为腧穴。我们人体有 360 多个穴位，它们主要分布在经络上。

什么是经络呢？经络就像一座城市的道路一样，是人体运行气血的通道，又称经脉。经络遍布于全身，人体的脏器组织、骨骼、肌肉、皮肤等就是依靠经络的沟通和联结成为一个有机的整体的。

中医学认为，运行在经络中的是"气"，气是构成世界的基本物质，也是构成人体并维持生命活动的最基本能量。

运行在经脉中的气叫作"经气"。经气推动并调节气血的运行，从而协调脏腑，抵御外邪，保障机体的健康。你可以看到，身体健康的人，经脉气血充足，经络通畅，肌肉、骨骼健壮，面色红润，精力充沛，情绪乐观，思维

经
络
的
世
界

清晰，睡眠好，食欲好，排便好，很少生病。

古代有许多用针灸治病的故事。战国时期有一位名医叫扁鹊，他就是一位善于应用砭刺、针灸、按摩、汤液、热熨等治疗疾病的医生，被尊为医祖。《史记·扁鹊仓公列传》里记载了很多扁鹊治病救人的故事，最著名的是扁鹊治疗虢太子使其"起死回生"的故事。有一次，扁鹊路过虢国，见到举国都在祈祷，就问是谁病了。宫中医生说，太子已死有半日了。扁鹊详细问了情况，认为太子患的只是一种突然昏倒不省人事的"尸厥"症，像死去一样。他让弟子磨研针石，给太子刺了头上的百会穴，又用了热药包熨在太子的腋下。没过多久，太子竟然苏醒过来。调补数日后，太子完全恢复了健康。从此，天下人均传扁鹊能"起死回生"。

你一定还听说过"针刺麻醉"，那就是用针刺代替麻醉药镇痛。医生选择适当的穴位进行针刺麻醉，让患者在清醒的状态下接受手术。中国医生在 20 世纪 50 年代开创性地开展针刺麻醉手术研究和应用，引起国际医学界的震动。针刺麻醉研究已被列入国家重大研究项目，相关部门已组织专家开展针刺镇痛研究。

二 经络的家族

人体的经络系统主要包括十二经脉、奇经八脉、十五络脉、十二经别、十二经筋和十二皮部。

1. 经络的主体部分

经，原意是指纵行的丝，又有"径"的含义；络，有"网"的含义，譬如网络。概括来说，经络就是全身运行气和血的大小通路。大的主干称经脉，小的分支称络脉，总称为经络。

经脉在体内纵向循行，有一定的循行路线和名称，是运行气血营卫的主要干道，因而是经络系统的主体。

经脉包括十二经脉和奇经八脉。十二经脉向外联络肢体，内行连属脏腑，将人体连贯成为一个有机整体。奇经八脉则对全身经脉起统率、联络和调节气血盛衰的作用。十二经脉各有专属的穴位，而奇经八脉中除任脉、督脉外，没有专属的穴位。

络脉主要有十五络，是十二经脉在四肢和躯干部的重要支脉，起着沟通表里和渗灌气血的作用。络脉再分出的细小分支称孙络，其浮现于皮肤表层。肉眼可以观察到的称浮络、血络，它们纵横交错，越分越多，越分越小，最后弥散网络分布于全身。

2. 经络的连属部分

前面说过，人体的经络就像城市的道路一样，在十二经脉中，每条经脉各自连属了一个脏腑，连属于脏的经脉为阴经，连属于腑的经脉为阳经。经脉的命名，就包含了经脉的连属脏腑、阴阳属性，以及它们的分布。如手太阴肺经，表明这条经脉起始连属到肺，循行于上肢的内侧（阴侧）；而足太阳膀胱经，则表明这条经脉连属于膀胱，主要循行于背部（阳侧），联络下肢。

除了经脉与脏腑的连属外，脏和腑及连属于它们的阴经和阳经之间还有着一阴一阳互为表里的关系，表里关系就是通过经脉的络属联系形成的。例如，心与小肠相表里，心经除直接归属于心，同时还会发出一条分支去联络与它相表里的小肠。其他如肺与大肠相表里，心包与三焦相表里，肝与胆相表里，脾与胃相表里，肾与膀胱相表里，都有着同类的经脉络属联系。一阴一阳互为表里的关系，将经脉、气血、脏腑、阴阳紧密地联系在一起。

十二经脉在四肢的分布为：阳经主要分布在肢体的伸侧面（外侧面），阴经主要循行于肢体的屈侧面（内侧面）。在五脏中，心、肺、心包位于胸膈之上，所以连属于它们的经脉分布于上肢，行于肢体的内侧；而与之相表里的

"腑"，如小肠（与心相表里）、大肠（与肺相表里）和三焦（与心包相表里），它们的经脉也就分布于上肢，行于肢体的外侧。五脏中的肝、脾、肾位于胸膈之下，所以连属于它们的经脉分布于下肢，主要行于下肢的内侧；与之相表里的腑，如胆（与肝相表里）、胃（与脾相表里）和膀胱（与肾相表里），它们的经脉也就分布于下肢，主要行于下肢的外侧。

经络除内连外，还有外连部分，包括十二经筋和十二皮部。十二经筋是十二经脉之气结聚于筋肉关节的外周连属部分，其主要作用是约束骨骼，有利于关节的屈伸活动，保持人体正常的运动功能。十二皮部则是十二经脉之气在体表的分布。皮部位于人体最外层，具有保护机体、抵抗病邪入侵、反映相应脏腑经络病变的作用。

三 真气游行出入的腧穴

腧穴，又称穴位。它们主要分布在经脉上。中医学最古老的医书《黄帝内经》中说，穴位是人体生命中最精华的气（真气）集中聚集和输注的部位。《灵枢·九针十二原》中说："节之交、三百六十五会……神气之所游行出入也，非皮肉筋骨者也。"

每个穴位都有自己的名称。古人对腧穴的命名，取义很广，可谓上察天文，下观地理，中通人事，远取诸物，近取诸身，再结合腧穴的分布特点、作用主治等，用比拟、象形和会意的方法来命名。例如，有的穴位叫日月、上星，就是根据日月星辰命名的；还有用地理方位命名的，如以山陵、丘墟来命名一些骨骼、肌肉隆起部位的穴位，如承山、大陵、梁丘、丘墟等；以溪谷、沟渎命名一些浅凹陷部位的穴位，如后溪、陷谷、水沟等；以海、泽、池、泉、渊等来命名较深凹陷部位的穴位，如少海、小海、尺泽、曲泽、太渊等;以街、市形象比拟交会部位的腧穴,如气街、风市等;以动物形象比拟的,如鸠尾、犊鼻等;以建筑名称比拟命名的,如梁门、天窗、玉堂、内关、库房、内庭等;还有其他的一些穴位是根据作用、功能命名的,如承泣、听会、劳宫、气海、血海、神堂等,都说明了穴位的功能特点。了解这些名称,能更好地理解穴位的内涵。

分布在经脉上的腧穴起着内部与外部沟通的重要作用。

正常情况下,经脉气血充盈,皮肤腠理致密,随着自然界春夏秋冬、昼夜阴阳的变化而开阖。如有病邪侵犯,人体的正气会像卫士那样向外奋起护卫。但是,如果过于劳累、感受寒冷、饮食不当,人体抵抗力下降,邪气会通过经络系统从肌表深入体内,由浅入深,形成疾病。这就是所谓的"由表入里"。

反过来,人体内在的疾病状态,也会通过经络腧穴反映到体表,相应的腧穴部位会出现压痛,有时还会有红疹、结节、脱屑等。这些异常变化可以帮助医生判断病人体内的疾病。所以,经络腧穴又具有诊断疾病的作用。这就是所谓的"由里出表"。

腧穴在人体最重要的作用是调理和治疗疾病。我们看到医生常常在穴位上扎针,腧穴能够接受各种刺激,产生得气效应,从而激发经脉气血,调和脏腑阴阳,预防或治疗疾病、促进身体康复。腧穴接受刺激达到治疗的作用也是"由表入里"。

针灸后,腧穴会产生"得气"效应。中医学认为,得气是针灸获得疗效的关键。在元代窦汉卿的《标幽赋》里有一段非常形象生动的描述:"轻滑慢而未来,沉涩紧而已至……气之至也,如鱼吞钩饵之浮沉;气未至也,如闲处幽堂之深邃。气速至而效速,气迟至而不治。"

除治疗疾病外,穴位还有保健的作用。人们常常选用简便有效的方法进行自我保健。中国历史上有许多长寿的老人，除了注意饮食、起居、运动外，还总结了许多基于经络穴位的有效的保健方法。例如，保健灸、自我按摩、气功修炼等可以增强体质，提高机体免疫力，对于中华民族的繁衍、人民的健康起到了重要作用。

四 常用经络保健方法

在经络穴位上施行的保健治疗方法统称为"经络外治法"。传统的经络外治法主要有针刺、艾灸、按摩、拔罐、刮痧，以及中药的熏洗、热熨，或做成药膏敷贴在穴位上等。现代还发展了仪器的应用，如电针、激光针、远红外仪等。每种方法的效应各不相同，应该由医生根据辨证及病情需要处理。

对于经络保健，常用的主要有自我按揉、艾灸、拔罐和刮痧。

（1）自我按揉就是用手指（或手掌）在穴位上进行按、揉、刮、擦，或用手掌沿着经络部位进行推、按、揉、摩擦或拍打。这些方法可以通经活络，激发经脉气血，对身体产生治疗和调节作用，也可缓解一些不适和病痛。只要操作得当就有一定效果，相对容易掌握，也比较安全，可用于全身多数穴位。但操作时要注意保持清洁，洗手，指甲要修剪整齐以免划伤皮肤。按摩前应该先搓热手，还可以涂上少许润滑剂或按摩油再开始。

（2）艾灸主要有用艾条悬灸、艾炷灸等。通过点燃的艾对穴位施灸，可以温通经络，温热散寒，提高机体免疫力，使用很广泛。艾条悬灸比较简便，艾条点燃后对准穴位，使局部产生温热感。一般一个穴位灸 10~20 分钟，注意要及时去除燃灰以免掉落下来烫伤皮肤。现在有一种灸架盒，可以将点燃后的艾条插在灸盒里，放置在穴位上施灸，灸盒内有钢丝网可以承接燃烧后的艾灰，使用起来比较安全，是许多家庭自我保健常用的一种方法。但无论采用哪种方法，不建议少年儿童自行操作。

（3）拔罐是以罐为工具，利用燃火、抽气等方法产生负压吸附于体表，以通经活络、行气活血、消肿止痛、祛风散寒。拔罐疗法在我国有悠久的历史，西汉时期的帛书《五十二病方》中就有关于"角法"的记载，角法就类似于后世的火罐疗法。而国外古希腊、古罗马时代也曾经盛行拔罐疗法。民间也有用大口的玻璃瓶来代替罐，点燃纸条放入瓶内，利用热气瞬间形成的负压迅速吸在穴位上。现在的抽气罐，操作起来安全多了。

（4）刮痧使用专门的刮痧板等器具，操作时蘸取少许油或水，在体表沿经脉方向反复刮动、摩擦，使皮肤表面出现暗红色粟粒状点的"出痧"变化，从而达到疏经活血的作用。常用的刮痧器具有用砭石、水牛角、玉石板制成的刮痧板。还可用一些替代用具，民间就有用瓷调羹、木梳、铜钱、贝壳等代替刮痧板的，但这些器具的边缘必须光滑，边缘的厚薄、利度合适，能够对经脉穴位产生适当的刺激。对于面积较大的部位，可以用板形的刮痧板，而鱼形和三角形的更适合用来在穴位上点擦。

拔罐和刮痧的操作都有一定的技巧，应该专门学习后再应用。

特别要说明的是，本书介绍的方法主要用于自我保健，同时一定要遵循正确的生活规律，注意饮食起居，加强体育锻炼。如果患病了还是要先去医院检查，以免贻误病情。

五　经络的未来之路

神奇的是，经络既看不见又摸不着，现代解剖学找不到其结构，即使用高分辨率的电子显微镜也不能发现。但

经络的世界

针刺的得气和经络感传现象却真实存在，经络因此被蒙上了神秘的色彩。

不过现代研究者已经运用更多的研究方法来证明经络的存在。有实验发现，经络线是一条低电阻、高电位、高发光、具有高振动声特性的线。实验发现的这些线与古典经络线的走行基本相吻合，而且能够重复。当然这些实验仅仅揭示了经络是客观存在的，经络的实质到底是什么还有待进一步的研究。

随着科学的发展和进步、多学科的交叉融合，在不久的将来一定能够揭示人体生命和经络的奥秘。我们期待更多的青少年热爱中医学，关注经络。让我们一起走近经络，共同探索经络的未来之路！

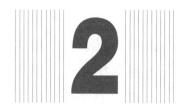

经络与人体健康

一　在成长的路上

上课老犯困

小奇是个聪明好学又热心的孩子，他的妈妈是个中医医生呢！

这是春天的一个下午，下课后，一个同学来找小奇："我想找你妈妈给我看看病！"

"你哪里不舒服呀？"小奇忙问道。

"我白天总是犯困，早上不想起来，午睡也睡不醒，睡久了还觉得头昏沉沉的，提不起劲儿来，上课听着听着瞌睡就来了，眼睛睁也睁不开，总是被老师叫起来，多难为情啊！我的身体是不是有什么不对劲呀？"

"我带你去医院吧。"

于是，同学跟着小奇到了医院。小奇妈妈给他检查了身体，又号了脉，微笑着说："不用太着急，很多同学上课爱犯困，这是少年儿童生长发育过程中经常会出现的情况。你是不是不爱运动、晚上睡得很晚啊！这都是体内的气机郁结、阳气不足造成的。"

"那有什么办法吗？"小奇着急地问妈妈。

"平时自己可以按摩一些穴位，敲打经络来提神醒脑。"

"有哪些经络穴位呢？阿姨快告诉我们吧！"小奇的同学迫不及待地说。

"人体背部有两条经络：一条是全身最长的足太阳膀胱经；另一条是总督诸阳经的督脉。它们连接着背部和大脑，通行阳气。白天犯困的时候敲打这两条经络，可以刺激督脉与膀胱经的气血运行，改善脑部供血，精神就回来啦！"

"啊，太神奇啊！督脉和膀胱经在哪里呀？"

"督脉在身后，从尾骶部的长强穴沿着腰背正中脊柱上行至脑；膀胱经左右各有1条，从眼睛内侧的睛明穴向上，经脑、项、背，向后、向下，在脊柱旁开1.5寸和3寸有2条经脉（详见插页经脉图）。"小奇妈妈边说，边教两个孩子敲打的动作："犯困的时候可以轻轻敲打背部这两条经脉，有很好的提神醒脑的效果。"

"好神奇呀！"两个孩子兴奋地说道。

"当然，还有奇经八脉中的阴阳跷脉，一条是阴跷脉，另一条叫阳跷脉。跷，有矫捷轻健的含义，它们左右成对，主管着人体阳气的出入。阴跷脉从脚踝处的照海穴开始，沿着腿部内侧上行；阳跷脉从外踝下的申脉穴分出，沿外踝上行，它们上行到达目内眦，主管着眼睛的开合。白天醒来，阳气就从跷脉出于体表；夜晚阳气入里，人就进入睡眠状态。如果白天嗜睡、多眠、易困，我们可以从内踝沿腿内侧向上，或从锁骨沿胸内侧向下按摩、拍打阴跷脉来缓解。但要注意的是，拍按的频率不宜过高，通常觉得困时再拍按，这样才有作用。另外，按摩时切勿太快，要轻柔，把动作做到位，连续拍按数周，便可逐渐恢复精神。"

"当然，犯困的时候也可以按摩颈部的一些穴位来提神，如位于发际凹陷处的风池穴。按摩时可以先轻柔，逐渐加重力度，最后再点按该穴位。这样由轻到重，以自己感到舒适为宜。也可以反手扣在颈部两侧，轻轻揉捏颈部两侧的经络，由上到下，再由下至上，反复几次，也有提神醒脑的效果。"

"哇，太好了，用这些方法提神，以后上课再也不会犯困了！"两个孩子欢欣鼓舞道。

知识小链接

　　风池穴为足少阳胆经穴，在颈后区，枕骨之下、胸锁乳突肌上端与斜方肌上端之间的凹陷中。主治眩晕、失眠、目视不明、鼻塞、颈项强痛。

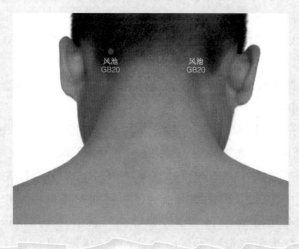

考试紧张时

"小奇，这么晚还不睡呀，明天还要上课呢。"妈妈走到小奇床边问。

"妈妈，明天就要考试了，我好紧张呀，怎么也睡不着。"小奇说道。

"你功课都复习好了吗？"妈妈问。

"复习好几遍了。"

"那还担心什么呀？"

"我怕万一考试的时候一下子脑子空白，什么都想不起来，突然心跳加速，手心出汗怎么办？还想到好多好多问题呢，想着想着，就怎么也睡不着了。"

"别怕，妈妈教你一个好办法，保管你考试的时候不会紧张！"妈妈微笑着说道。

"好呀，好呀，什么办法？妈妈快告诉我！"小奇迫不及待道。

"只要你深吸气，握紧拳头2~3分钟，为自己加油鼓劲就可以了。"

"握拳？这么简单？能有作用吗？"小奇疑惑地看着妈妈问道。

"握拳屈指时，你的中指指尖正好就按在了手掌中心，这里有一个穴位叫"劳宫穴"，它是手厥阴心包经的荥穴。而点按它的中指指尖正好是心包经的中冲穴，当同时按揉这两个穴位时，就能激发心包经，转移对考试的紧张焦虑感，使心情舒畅、信心坚定，自然而然就不会感到紧张了。"

"可是紧张情绪不是由大脑控制的吗？跟心有什么关系？"小奇问道。

"古人说，'心主神明'；俗话常说'心想事成'。中国许多与思想和情感相关的字，都有'心'字底或竖心旁，如思、虑、悲、怒、恐、愁，又如情、愉、悦、忧、怅等。这些都表明人的思维与心有关。当人紧张、情绪不稳定时，心率会加快，还有些人一紧张就手脚发抖、出汗。我们说，汗为心之液，流虚汗也是紧张导致心的功能失和所致。"

"妈妈，既然跟心有关，为什么要刺激心包经的穴位呀？"

"古人视心为神明、君主，是人体最重要的器官，主明则下安，主不明则十二官危，君主必须有护卫。心包就是心的外围组织，起着保护心脏、代心受邪的重要作用。当心的功能发生障碍时，我们常常用心包经的穴位来调整治疗，改善心的不平稳状态。所以心包经这条经脉对调节情志健康的确有着很大的作用。"

"除了按压劳宫穴外，还可以做一个简单的动作，就是拍手。"

"鼓掌？为什么呀？"小奇不解地问。

"刚才说了，手掌中央有心包经通过，拇指侧有手太阴肺经通过，小指侧有手少阴心经通过。所以鼓掌这个动作可以振奋心包经、肺经和心经，心胸自然开阔喽！"

"哦，原来是这个道理呀，想不到手上小小穴位还有这样大的作用呀！"

第二天放学后，小奇兴冲冲地跑回家："妈妈，你教的方法真有效！在考场上，我一紧张就握紧拳头，一会儿工夫就感觉松弛下来，很快就完成了试卷。后来我把这个方法告诉了好多同学，大伙都夸我懂得真多！"

经
络
的
世
界

知识小链接

1.劳宫穴

手厥阴心包经荥穴，在手掌区，横平第三掌指关节近端，第二、三掌骨之间偏于第三掌骨。有清心火、安心神、开窍醒神的作用，主治癫狂痫、口疮、呕吐、鹅掌疯，还可用于治疗失眠、心痛、神经衰弱、手掌多汗症等。

2.中冲穴

手厥阴心包经井穴，位于手中指末节尖端中央。具有苏厥开窍、清心泄热的功效，为常用穴之一。

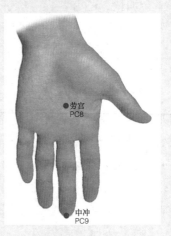

做作业，常头痛

吃完晚饭，妈妈正在看电视，小奇也凑上去坐在一旁。

妈妈严肃地问道："刚才做作业时，你说头痛、头昏，这会儿怎么好啦，是不是说谎啊，欺骗妈妈可不是好孩子。"

小奇笑了笑说："刚才是有点头昏，作业那么多。可我的头有时真的很不舒服。"

妈妈说："那是长时间集中用脑、用眼出现的疲劳啊！你每次做作业40分钟一定要站起来走走，休息一下。妈妈以前告诉过你，头部有很多重要的穴位，你知道怎样来缓解头痛不适吗？"

小奇快速答道："是梳头，妈妈我说得对吧？"妈妈笑着说："对，梳头是一种很好的方法。今天我再告诉你一个重要的穴位——百会穴。"

"百会穴？是不是能让我什么都会的穴位呀，这个我喜欢。"小奇好奇地说道。

"百会穴在头顶。古人认为，头为精明之府，百会是手、足三阳经与督脉的交会穴，是三阳五会经脉气血汇聚之处，所以叫做'百会'。这个穴位很好找，把双耳郭向前折，双耳尖向头顶连线的中点就是百会。"

小奇照着妈妈的指点，一下子就找到了百会穴。"哦，很好找啊！妈妈，按揉这个穴位，我就不会头昏、头痛，而且还会变聪明吧？"小奇说道。

妈妈点点头说道："百会穴是头部重要的保健穴位，对头痛有很好的调节、改善作用，经常对百会穴进行自我按摩，可以提高人体正气，消除疲倦，保持头脑清醒。具体的按摩方法是：用手的中指或食指放在百会穴上，先由轻渐重地按 3~5 下，然后再向左、向右各旋转揉动 30~50 次。开始按揉时动作要轻一些，以后逐渐加重，按揉的次数也可随之增多。"

小奇听着妈妈的话，开始按揉百会穴。"妈妈，这个办法很简单，我要是头痛了就按一会儿。"

妈妈又说："按揉百会穴要集中注意力，效果会更加明显，你试一下。"

小奇闭上眼睛认真按了一会，睁开眼睛说道："确实不一样，眼睛也明亮了。谢谢妈妈，又教了我一个好办法。"

経
络
的
世
界

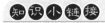知识小链接

　　百会穴在头部，前发际正中直上 5 寸。主要用于治疗眩晕、昏厥，也可用于治疗脱肛。

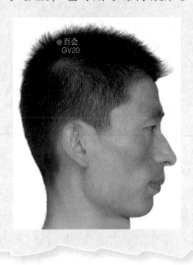

心情好低落

　　今天，小奇很兴奋，原来是学校邀请妈妈来给同学们讲讲中医经络。小奇妈妈是中医药大学的副教授，也是市中医院的医生。现在，小奇妈妈已经讲完了，可是同学们意犹未尽。

　　"老师！老师！我有问题！""我也有问题要问！"同学们争先恐后地举手发言。

　　小奇妈妈看到坐在最后一排的一个男同学怯生生的，好几次犹豫地举起手又放下。"最后一排那位男同学，你有什么问题吗？"

　　这个男同学有些迟疑地站起来："我最近总是唉声叹气，心里总觉得闷闷的，感觉做什么事情都提不起劲儿。"

有些同学偷偷地笑起来。

小奇妈妈目光柔和地看着他，示意他坐下。"同学们不要笑，这位同学的情况相信很多人都曾经历过。人的一生会经历许多事情，生活并非总是一帆风顺，有些人却会在困难和挫折面前一蹶不振，闷闷不乐。要知道，久而久之会酿成疾病。"

小奇妈妈喝了口水，接着说："人内心的每种不良情绪都会对应一种不适的症状。例如，经常生气的人，两肋会胀痛；经常紧张恐惧的人，会感到眼睛酸涩、头痛；忧虑悲伤的人最易患哮喘、咳嗽，像《红楼梦》中的林黛玉，她多愁善感，绝望悲愤，最后死于肺痨（肺结核）。在中医学看来，肝主怒、心主喜、脾主思、肺主悲、肾主恐。也就是说'怒'这种情绪与肝相关；'悲'这种情绪与肺相关。久怒伤肝，久悲伤肺，以此类推。说的是长久的情绪问题会带来脏腑功能的失调。"

"另一方面，脏腑功能失调的人，也会出现情绪异常，生活中常常看到有些人特别容易发脾气。""是的，是的，我家隔壁孙爷爷就是这样，我常听到他因为一点小事就大声呵斥别人，爸爸说他患了肝硬化，火气大，我们要原谅他！"一位同学一边举手一边站起来说。

"那我提不起精神，是肺气问题还是肝气问题啊，该怎样解决呢？"刚才提问的男生问道。

"我考虑原因可能有两个方面：一方面，是气的郁结，经脉之气不畅；另一方面是气的不足。你是不是很少锻炼？""是啊，他整天都坐着，下课也不出去玩。"旁边的一位同学说。

小奇妈妈说："我们一定要调整好自己的心态，晚上要按时睡觉，白天多做些户外活动，呼吸新鲜空气，释放身体的压力和不适，增强体质。还可以做些经脉操来帮助经脉气血疏通。"

经络的世界

"老师快跟我们讲讲，怎样做经脉操呀？"

"处理情绪问题，主要选择肝胆经，其次是心包经。"小奇妈妈说道："肝主疏泄，就是疏通和升发的意思。肝的功能正常，全身的气血运行通畅，心情也会愉悦、舒畅。当心情抑郁时，有人会出现两胁胀闷不适，这就是肝失疏泄的表现。胁是肝所在的部位，也是肝经经过的部位。另外，心主喜乐，我们还可以疏通心包经。"

说着，小奇妈妈让同学们都站起来跟她一起做。她边讲边示范："请大家两脚分开，与肩同宽。搓热掌心，像洗脸一样按摩一下面部和耳部；再用拇指按揉膻中穴。膻中穴在胸前正中线，两乳头连线的中点。先用左手，再用右手，各按 36 次。"

大家都在认真学着按揉。小奇妈妈接着讲："膻中穴是心包的募穴，又是人体'气之会'。中医学说，心包主喜乐，按揉膻中穴能舒畅气机。"

小奇妈妈再让大家把两手掌分别按在两侧胁部，前后来回搓 36 次直至发热；然后沿着胁的两侧向下擦到腹部，也是 36 次。

做完后，小奇妈妈让同学们坐下来，接着按揉足背上的太冲穴和行间穴。小奇妈妈说："太冲穴，在足背侧第一、二跖骨结合部之前的凹陷处，是肝经的原穴，是肝经原气所聚集之处。行间穴，在足背第一、二趾间，趾蹼缘后方赤白肉际处。行，有行走、流动之意，刺激这两个穴位有很好的疏通肝气的作用。我们可以用拇指或中指指腹按压加旋揉，如果有刮痧器具也可用来在穴位上点揉，每穴 3 分钟。"

"哇，小小穴位原来有这么大的作用呀！"同学们一边听着，一边都学着老师的样子在自己身上按起来。

做完后，大家都很快乐，全体同学不约而同地为小奇妈妈鼓起了掌。

知识小链接

1. 太冲穴

在足背，当第一、二跖骨间，跖骨底结合部前方凹陷中，或触及动脉搏动。主要用于治疗眩晕、目赤肿痛、失眠、郁证、崩漏。

2. 行间穴

在足背，当第一、二跖骨间，跖骨底结合部前方凹陷中，或触及动脉搏动。主要用于治疗眩晕、目赤肿痛、失眠、郁证。

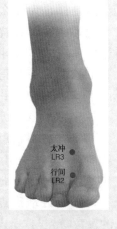

太冲
LR3

行间
LR2

3. 膻中穴

为任脉穴，在胸部，前正中线上，横平第四肋间隙。可用于治疗气喘、胸闷痛、心悸、呃逆等。

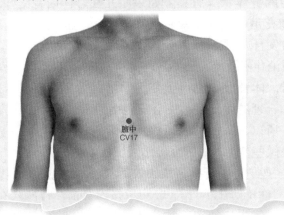

膻中
CV17

他怎么长不高

小奇和小艾是一起长大的好朋友，今年他们又一起进入初中。在班级里小奇长得最高，排队时站在最前面。而小艾长得最矮，排在队伍的最后。一眼望去，他又瘦又小。

下午放学回家，小奇问妈妈："小艾在我们班最矮，我们年龄一样，为什么会有这么大的差别呢？"

妈妈正在给花浇水，她指着两盆高矮不同的花说："你看这两盆花，你照料的那盆，花开得很迟，花朵很小；而我照料的这盆，花开得非常鲜艳。它们就像你跟小艾，虽然你们年龄相仿，但每个人的发育却不同。"

"那是为什么呢？"

"人体的生长发育与'肾'有关。肾属水，肾气充足，人就能长得高大强壮。如果肾气不足，就会生长缓慢。"

"妈妈，小艾是肾气不足吗？有什么方法可以改善吗？"

妈妈赞许地点点头。"在中医看来，'肾为先天之本'，人的发育首先与'先天禀赋'有关。如果父母高大，他们的后代也会长得比较高。另一方面，孩子的高矮也和母亲怀孕时的身体状况有关。如果胎儿在母体内有良好的生存环境和充足的营养，就能很好地生长。但孩子出生后能不能正常发育，还取决于后天。中医说'脾为后天之本'。出生后，脾胃消化吸收能力强，可以为发育成长提供重要的营养物质。另外，体育锻炼也很重要。如果有适量的锻炼、充足的睡眠和合理的饮食，一些个子矮小的孩子也会长高。

所以，我们可以抓住生长发育期（9~15岁）这个年龄阶段做些努力，如配合经络穴位法就很好。"

"妈妈你有什么绝招快告诉我呀，我想帮帮小艾。"

"你不妨让小艾试试，可以按摩肾俞。肾俞穴在腰后部，做的时候先搓热双手掌，然后两手分别按在腰部，从上向下摩搓，范围可以大一些，从胃俞直到关元俞摩搓3~5分钟，直到局部发热。"

妈妈接着说："刚才说了，发育成长不仅与先天有关，还要靠后天饮食营养，所以可以让他配合摩腹，促进脾胃功能。比较简单的方法，两手相叠放在腹部，顺时针方向按摩 3~5 分钟，让腹部温热。这两种方法组合起来，每天睡前坚持做一遍。"

小奇跟着妈妈做了起来，不一会就全身发热，微微出了些汗。

"你别忘记告诉小艾，还要多参加户外锻炼，按时睡眠，补充饮食营养！"

知识小链接

肾俞穴位于腰部，当第二腰椎棘突下，旁开 1.5 寸。益肾助阳，强腰利水，主要用于治疗肾气不足、遗尿、水肿、耳鸣、腰痛。

关元俞穴在腰部，当第五腰椎棘突下，旁开 1.5 寸。增补元气，调理下焦，主要用于治疗腰痛、腹泻等。

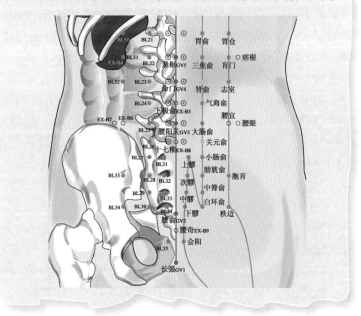

奇怪的高低肩

今年小奇升入初中了。刚开学，他发现班上新同学小聪的肩膀一高一低。

小奇把自己的困惑告诉了妈妈："小聪的肩膀一高一低，被大家指指点点。"他边说边学，妈妈被他逗笑了。

顿了顿，妈妈问："除了肩，小聪没什么其他异常吧？多半是他长久坐姿不当造成的。有的同学写作业喜欢歪着身体，有的喜欢斜靠在沙发上打游戏。你们这个年龄正在长身体，姿势不当会带来身体发育的问题。"

小奇真是个热心的孩子，"妈妈快告诉我，有什么好办法可以改变高低肩吗？"

看到小奇迫切的眼神，妈妈很高兴。"你还记得妈妈以前说的一个神奇的穴位吗？就是'身柱'。'身'是指身体，'柱'就是起支撑作用的柱子。如果支柱倾斜了，房子还能正吗？"

"妈妈的意思是小聪身体的'柱子'歪了？"小奇问道。

"可以这么说。身柱这个穴在人体的后背两个肩胛骨的中间，上面连接着头项，下面与腰背连接，就像我们人体的'顶梁柱'，承上启下。"

"如果想让两边肩膀一样高，是不是要按摩身柱穴啊？"

"小奇越来越聪明啦！"妈妈笑着对小奇说。

"可是这个穴位好像按起来很费力呢？"小奇边在妈妈身上试着边问。

"这个穴位在背上，按摩时可能不太好着力。你可以拿一枚硬币，沾一点油，或沾些水也可以。"妈妈掏出一枚硬币递给小奇。"用硬币的边缘在身柱穴上滑动按摩，你试一下是不是很容易了。"

"妈妈，这个方法好，明天我就去告诉小聪。"小奇很骄傲地笑着说道。

妈妈又叮嘱说："最重要的是要纠正坐姿，告诉他千万不要躺着打游戏，不然按了穴位也没有用，你要监督他！"

"嗯，我让小组同学相互监督！"

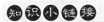

身柱穴在脊柱区、第三胸椎棘突下凹陷中、后正中线上。常用于治疗腰脊强痛、咳嗽气喘。

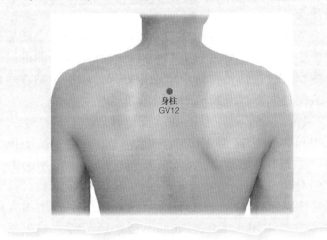

身柱
GV12

二 谁没个头疼脑热

感冒与风池穴

周末下雨，小奇出门没带伞，全身淋湿了。妈妈看到小奇无精打采的样子，关切地问："今天怎么了，在学校和同学闹矛盾了吗？"

"妈妈，今天我头痛，有点怕冷，嗓子也痛。"妈妈摸了一下小奇的额头："你好像感冒了，我给你倒点热水。"

经络的世界

小奇喝了几口热水，感觉还是很冷，不舒服，便对妈妈嚷嚷道："喝热水一点用也没有。"妈妈看小奇一脸不开心的样子，说："你先喝些热水，我再给你做下推拿。"

"感冒也能用穴位治疗？"小奇有点不相信。

"对呀，感冒了可以点按风池穴，风池穴是足少阳胆经上的一个重要穴位。它不仅可以治疗感冒，而且对头痛、颈部僵痛都有很好的缓解作用呢。"

"穴位为什么这么神奇？"小奇显然把妈妈当成了《十万个为什么》。

为了让小奇有直接的感受，妈妈示意他坐下，随后用手扶住小奇的头，另一只手的大拇指和食指在两侧的风池穴上按摩，边按边说："这个穴位很好找，用手指贴着耳朵后方的枕骨向下，滑到最凹陷处就是风池穴所在。"

"风池穴除了可以预防和治疗感冒外，长期久坐工作的人也可以按压这个穴位。告诉你一个诀窍，按压风池穴时，手指用力的方向很有讲究呢！如果手指用力的方向朝向对侧的眼睛（斜上方角度），能缓解眼部疲劳，长期坚持对纠正假性近视也有所帮助。如果手指用力方向斜向下方，则用于缓解咽喉部不适、轻咳等。如果手指用力方向朝向对侧的鼻孔，则对感冒鼻塞等效果较好。"

"哇，这真太神奇了！"小奇听得入神了。在妈妈的按揉下，感冒症状也好像轻了许多。

妈妈接着说："按压风池穴不仅可以治感冒，当工作压力过大而失眠的时候，睡前按压风池穴也能减缓压力，起到催眠的作用。另外，落枕、肩膀酸痛也能用这个方法治疗。"妈妈一口气把这个穴位的用途全都说了出来。

"像你们这么大的孩子，颈部骨骼不够强壮，按摩风池穴时，用力要适当。小奇，我给你点按时你要闭上眼睛放松。按摩停下后也要保持闭目2分钟，再缓缓睁开眼睛。好了，小奇你现在左右前后转动一下脖子，要慢慢转，转到极限。然后再回来，就可以睁开眼睛了。"

小奇睁开眼睛，妈妈又在小奇的两个小手上揉了一会。

"这里也是穴位吗？很酸啊！"

"这是很常用的合谷穴，它是手阳明大肠经的穴位，古人常用它来治疗头面部的疾病，如头痛、牙痛、咽喉肿痛、扁桃体炎等，'面口合谷收'说的就是这个意思。就像刚才你感受到的那样，刺激合谷穴的效应很强，它能清肺胃之热，通经活络，还被用来治疗许多其他疾病呢。"

小奇边自己揉着小手边问："妈妈，合谷穴是这里吗？"妈妈把手伸了过来说道："你看它的位置很好找，拇指第一个指关节横纹对向另一手的虎口边，然后屈拇指按下，拇指尖所指处就是合谷穴。每次左右手交替，各按揉3分钟左右。"

"妈妈，这么快，我的脖子后面和手上都酸酸的、热乎乎的，头和喉咙却不怎么疼了，眼睛也亮了许多。"

妈妈又倒了一杯热水，说道："你再喝一点热水，按摩后一定要喝些热水，补充水分，促进身体的新陈代谢。"

"太好了，明天我就可以上学了。"小奇兴奋地说。

知识小链接

合谷穴为手阳明大肠经穴，在手背、第二掌骨桡侧的中点处。主要用于治疗头面部五官病症、汗症、痢疾、便秘等。

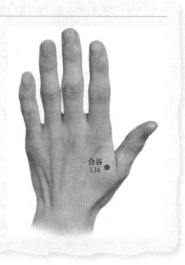

合谷
LI4

咳嗽与肺俞穴

"小奇，妈妈咳嗽得厉害，明天让爸爸送你上学。"

小奇看到妈妈很难受的样子，急切地问："妈妈有没有能止咳嗽的办法，快点教我啊！"妈妈说："小奇，你帮我在肺俞穴上揉揉吧！我来教你。"

"肺俞穴就在背部，你先摸到颈部下方突起最高的地方，这里是第七颈椎，再往下依次是第一胸椎、第二胸椎、第三胸椎，肺俞穴就在第三胸椎向两旁大约 1.5 寸（两个手指的距离）的足太阳膀胱经上。"

"找到这个穴位之后，该怎么做呢？"小奇有些半信半疑。

"小奇，你可以用双手大拇指按压这个穴位 3~5 下，再两手同时旋揉 3~5 分钟。"小奇照着妈妈说的做了起来。后来，妈妈又让他握起空心拳敲打背部肺俞穴 10 次，再用空心掌从两侧背部由下至上拍打。不一会，妈妈咳出了一些痰，喝了一杯热水。

"妈妈，这个穴位为什么叫肺俞，是与肺有什么直接的关系吗？"小奇感觉妈妈已好了一些，放心了不少，忍不住又问妈妈。

妈妈夸奖道："小奇，你真是爱思考的好孩子，进步真快呀！"

接着妈妈又说："'俞'就是输送的通道。'背俞'，就是背部的经气运输的通道。每个脏腑在背部都有一个'俞'。肺俞这个穴位就与肺相对应，它可以治疗咳嗽等与肺相关的疾病，对改善肺功能有很好的作用。"

小奇点点头说："妈妈你累了，早点休息。"

妈妈高兴地看着小奇说："另外，治疗时常常是多个穴位组合起来共同发挥作用，像咳嗽，还可以配合手太阴肺经的穴位治疗。"

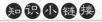

足太阳膀胱经穴是肺的俞穴，位于脊柱区、第三胸椎棘突下、后正中线旁开 1.5 寸。主要用于治疗咳喘、胸痛、骨蒸潮热、皮肤瘙痒、风疹等。

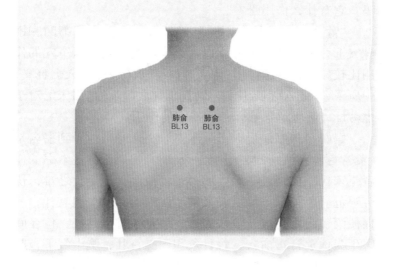

哮喘与膏肓俞穴

今天语文课老师讲了"病入膏肓"这个词。小奇心里一直嘀咕，这个"膏肓"跟妈妈以前教我的"膏肓穴"是一回事吗？

回家后，小奇迫不及待地问妈妈。

妈妈说："我给你讲个故事吧。传说东周晋景公病重，派人到秦国去请医缓来治病。医缓来之前，景公做了个怪梦，梦见两个小童子，一个说：'医缓医术高明，我们还是逃吧。'另一个说：'我躲在肓之上，你躲在膏之下，他能把我们怎么样？'待到医缓到晋国为景公诊脉，说：'这病在肓之上、膏之下，针灸不可攻，药石不可及，已无法医治了'，所说恰与梦中所见相同。肓是'鬲'之误（《左传》注）。膏肓即指心下膈上之脂膜。病入膏肓就是指邪气深藏，连药石都难以到达。这就是'病入膏肓'的来由。"

小奇恍然大悟，"原来是这样。那么膏肓俞就是膏肓吗？它有什么作用呀？"

"膏肓俞穴是足太阳膀胱经的穴位，在背部第四胸椎棘突下旁开 3 寸的地方。以膏肓来命名，是因这个穴的作用比较广泛，'补虚益损，调理肺气'。就像《针灸穴名释义》中所说，'此穴无所不主，助长正气之门'。在临床上对于虚劳证、呼吸道疾病，都有一定的作用。"

妈妈又从书橱里取出一本书，小奇好奇地看到书名是《灸膏肓俞穴法、西方子明堂灸经》。妈妈说："这本书的作者是宋代一位官员庄绰。那时正值战乱，遭金狄之难，忧劳艰危。庄绰患了疟疾，又被庸医误治，致荣卫衰耗，气促便泻，身重足痿，依杖而行，绵延数月。后来一位乡间医生为他灸膏肓俞穴，每日灸积至三百壮，胸中气平，肿胀俱减，利止而食进。后来又接着灸了百余壮，病就痊愈了。他的亲朋好友看到这么神奇，也用同法施灸后，原先顽固的慢性疾病也都好了。为了让更多人受益，庄绰参考了许多医书和诸家之说，结合自己的体验，从取穴到灸法，编写了这部《灸膏肓俞穴法》。书中还绘制了不同的取穴图像，很有参考价值呢。"小奇听得都入神了。

"妈妈，我听说还有敷贴膏肓俞穴来治疗哮喘也很有效。什么是穴位敷贴呢？"

"小奇真是对经络越来越有兴趣了！"妈妈竖起了拇指赞许道。"说到穴位敷贴，就是用特定的中药制成膏贴敷在穴位上，使药物透过皮肤穴位发挥作用。穴位敷贴疗法可以用在内、外、妇、儿各科疾病，常见的感冒咳嗽、哮喘、失眠、胃痛、痛经、小儿泄泻、小儿厌食症、小儿支气管炎等，都可以用穴位敷贴治疗。"

"哦！隔壁的小花每年冬天都要发哮喘，去年暑假她去医院，医生给她穴位贴药，那就是穴位敷贴呀。"

"是呀，三伏天做穴位敷贴又称'三伏灸'。中医主张在三伏天做穴位治疗，对冬季经常发病的慢性疾病，如哮喘可以起到预防作用，这就是所谓的'冬病夏治'。小花如果连续做几年三伏灸，对治疗哮喘会有很大的帮助。"

"太好了，我一定会督促她夏天去做灸。妈妈，治疗哮喘就用膏肓俞穴吗？"

"还可以再加上膻中穴和肺俞穴。膻中穴是任脉穴，为'气之会'，有理气降逆、化痰利窍的作用。肺俞穴为肺之背俞穴，在足太阳膀胱经上，是治咳喘之要穴。"

"哇，有了穴位敷贴，以后咳嗽、哮喘都不怕啦！"小奇高兴地说。

"不过，任何医药都不是万能的，增强体质，避免受寒，才是减少疾病发作的关键呀！而且，任何医药应用不当都会带来问题，一定要严格掌握注意事项。看起来很简单的穴位敷贴，有些中药刺激性比较大，会有灼痛感，敷后有的人皮肤还可能会起泡。古代也有医家主张起泡，叫作'发泡灸'，因为发泡后对穴位的刺激更强，效果更加明显。但发泡毕竟是有创面的，一定要注意清洁处理，避免感染。一旦发泡，可以到医院外科处理一下，几天就会愈合。但有些泡愈合后会留下色素、瘢痕，所以穴位敷贴尽量不要用于面部等部位。"

"原来，做穴位敷贴还有这么多学问哪，中医真是博大精深啊！"

经
络
的
世
界

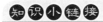

膏肓俞穴为足太阳膀胱经穴，在脊柱区第四胸椎棘突下、后正中线旁开3寸。主要用于治疗咳喘、吐血、盗汗、健忘、虚劳等。

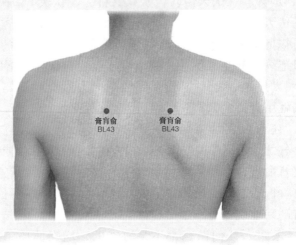

膏肓俞
BL43

膏肓俞
BL43

胃痛与中脘穴

一天，小奇去医院找妈妈，妈妈正在给病人腿上扎针。"妈妈，那位叔叔胃痛，你为什么给他针膝盖上的穴位呀？"

"你说的这个穴位叫梁丘穴，它可是治疗胃痛的要穴，按揉梁丘穴就能缓解胃痛！你可以学一下。"

"妈妈，有一天我同学上课的时候胃痛起来，趴在桌上腰也直不起来。你快教教我吧，下次我可以帮他按梁丘穴！"

"小奇真是个好孩子！梁丘穴是足阳明胃经的穴位，就在膝上方肌肉隆起的部位，好像梁谷积聚的丘陵，故有此名。它有理气和胃、通经活络的功效呢。取穴时，可以让他正坐屈膝，在膝髌外侧向上2寸有一个凹陷处就是。"

"妈妈，这个穴位好像不好取呀！"

"妈妈再教你一个取穴的诀窍。有句话叫'宁失其穴，不失其经'。说的是取穴最重要的是要在经脉上取，当穴位定不准的时候，可以沿着经脉上下试着按压，压痛或酸胀最明显的地方就是穴位所在之处。"

"太好了，我来给妈妈试试。"说着小奇就按这个方法在妈妈腿上找梁丘穴，真的在膝上方2寸左右有一个很敏感的点。

妈妈说："这就是梁丘穴。梁丘穴可以治疗很多急性的不适、疼痛，比如胃痉挛、急性肠胃炎、腹泻，还有膝痛，都可以按压梁丘穴来缓解。每次压20秒，休息5秒，再继续。如此重复几次，疼痛便会渐渐缓解。"

"妈妈，太神奇了！只要在足阳明胃经循行的腿上按梁丘穴就能缓解胃痛。那如果我在腹部按揉是不是也有效呢？"

"小奇爱动脑筋，很棒啊！经络系统还有一个重要的机制，就是募穴和背俞穴。背俞穴，还记得上次跟你讲肺俞的时候，我说过，那是肺气输注联系背部的一个穴位，所以肺有病时可以取肺俞穴。要知道，体内各脏腑之气都在背部的膀胱经上汇聚联系了一个穴位，所以有心俞、肝俞、胆俞、脾俞、胃俞、肾俞、大小肠俞等。当胃不适时，在'胃俞'附近会有反应点，按压这一部位，也能缓解胃的不适。"

"那什么是募穴啊？"小奇听得很兴奋，一点也不给妈妈喘气的机会，紧接着追问下去。

"募穴与背俞穴相似，它是脏腑之气汇聚于胸腹部的腧穴。'募'有聚集、汇合之意。脏腑各有一募穴，共12个，它们的位置与其相关脏腑所处的部位相近。胃的募穴是哪里呢？就是中脘穴。中脘穴在前正中线上，上腹部脐中上4寸的地方，也是一个治胃病的要穴。"

"妈妈，你说了3个穴位，一个在腿上，一个在背部，一个在腹部。当胃痛的时候，按哪个穴位好呀？"

"如果是急性胃痉挛，按压梁丘穴的止痛效果最好。我们可以先在梁丘穴按揉，等疼痛稍缓解些了，再在背部的胃俞穴按压。一般来讲，急性胃痛时尽量不要在中脘穴按，经验不足的人处理不当的话，有时反而会加重胃痛。如果是胃寒的话，可以在中脘穴施灸，点燃艾条后对准穴位微微旋灸，直至中脘部微微温热感。这对慢性胃炎或吃冷饮太多，消化不良很有效呢。"

知识小链接

1. 梁丘穴

为足阳明胃经穴，在股前区髌底上 2 寸、股外侧肌与股直肌肌腱之间。主要用于治疗膝胫痹痛、下肢不遂、胃痛、乳痈。

2. 中脘穴

任脉穴位于上腹部脐中上 4 寸、前正中线上。主要用于治疗胃痛、吐泻、黄疸、饮食不化、失眠。

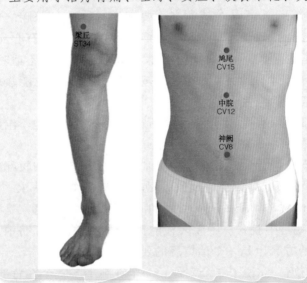

"不过，妈妈还要再交代一下。如果遇到剧烈疼痛，首先要报告老师，需要的话要及时去医院就诊，不能自作主张贻误了病情。"

"我知道啦!"

腹泻与天枢穴

"老师，老师!"下课了，小奇和同桌丁丁急匆匆来到医务室。

小奇说:"老师，丁丁拉肚子了。"丁丁害羞地说:"我昨天吃了路边摊的烤肉串。今天早上起来已经腹泻2次了，肚子胀痛。"

老师做了检查，"看来是不洁食物惹的祸呀!"

这位老师也会针灸呢! 他给丁丁配了些药，又准备做艾灸。只见老师点燃了2根艾条，左右两手在小丁肚脐两边悬灸。只见艾烟袅袅，空气中弥漫着艾香。不一会，丁丁感觉腹部胀痛明显减轻了。

好问的小奇又问:"上次看到一个同学便秘，您给他扎了针，好像也是在这个穴位呀?"

老师笑着说:"对呀，这个穴位叫天枢穴，是治疗腹泻、便秘的要穴呢。枢，有枢纽的意思，就是事物的关键地方。好比交通枢纽一样。它在脐旁两寸，是足阳明胃经的穴位，也是大肠的募穴，所以对肠腑有很好的双向性调节作用呢。"

"老师，您的意思是说，天枢这个穴位既能够治疗便秘，又能治疗腹泻?"小奇惊喜地说。"是呀，穴位都有双向调节的作用，天枢穴是一个比较典型的例子。腹泻的时候，用天枢穴有止泻的效果;而便秘的时候，用天枢穴就会促进肠道功能帮助排便。假如你的肠胃功能不太好，可以每天按揉天枢穴50~100下，坚持一段时间就会看到效果了。"

"穴位的作用太神奇啦！"小奇对经络穴位的兴趣越来越浓了。

知识小链接

天枢穴为足阳明胃经穴，肠的募穴。在腹部，横平脐中，前正中线旁开2寸。主要用于治疗腹痛、便秘、泄泻、月经不调、水肿等。

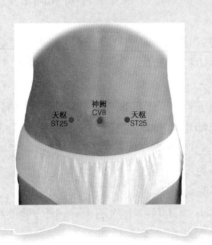

痛经与关元穴

小敏今年刚满14岁，一向活蹦乱跳的她今天却无精打采，抱着热水袋蜷缩在沙发上还发出轻轻的呻吟声。原来，小敏正经受着痛经的"折磨"。

生理常识告诉我们，女性发育到13~14岁会按月来月经。几个月前小敏月经来潮时淋了大雨，后来每次来月经都会腹痛，有时痛得连上课都坚持不了。

外婆闻声过来，安抚小敏说："你先躺着别动，外婆给你煮点姜汤红糖水。"

喝了姜汤，小敏的腹痛并没有缓解，额头上渗着点点汗珠。外婆便带小敏到了医院，接诊的正是小奇的妈妈王医生。

小敏告诉王医生，整个小腹都很不舒服，腰也往下坠。王医生在小敏小腹部按了几下，又沿着小敏的小腿内侧，从上到下揉了起来。几分钟后，小敏的腹痛开始减轻。王医生又点燃了艾条，对准小敏小腿上的一个穴位灸了起来。

王医生一边灸，一边说："痛经在中医学看来，多是受到寒冷、气机郁滞，造成经脉气血不通。经脉就好比自然界的河流，有运行体内气血的作用。'痛者不通，通者不痛'，说的就是经脉不通时会产生疼痛感。"

"为什么要按小腹部呢？"王医生接着说："人体腹部的正中线有一条经脉叫任脉。'任主胞胎'，意思是说任脉主管女子的生殖器官。另外经过小腹的还有足厥阴肝经、足太阴脾经和足少阴肾经等经脉。肾主藏精、肝主藏血、脾主统血，都与女子月经相关，按摩小腹可以促使这些经脉的气血通畅。"

"但是，如果痛得很厉害，千万不要在小腹部按揉。那样不但效果不好，操作不当有时反而会加重疼痛。"

"真的呀，那该怎么办呢？"小敏着急地问。

"你看见我给你按小腿了吧！刚才说了足厥阴肝经、足太阴脾经和足少阴肾经这 3 条经脉，它们都从足向上到腹，在小腿上 3 条经脉相交汇处叫做三阴交。我们可以沿着腿的内侧从上向下，疏通足三阴经，对痛经的缓解也有一定的效果。当揉到三阴交时，要稍加用力按揉 3~5 分钟再灸。

"您现在给我灸的就是三阴交吗？难怪这么有效！"这时小敏痛经已缓解了。"太好了，有了王医生的按摩秘籍，我再也不怕痛经了。"

王医生也被逗乐了，她说："更重要的是预防保健，别让痛经再发啊！最关键的是要加强经期保暖，忌食生冷，避免过度劳累，保持情绪愉快。还记得2013年高考，有一个女孩因痛经在考场内晕过去了，后来被一位同学送去医院吗？那就是精神紧张、过度劳累造成的，这些都是要注意避免的。"

小敏信服地直点头。

"我再教你做做预防保健操吧。"

"把双手重叠放在小腹中间，轻轻地、缓慢地按摩腹部5~8分钟，至小腹内有温热感最好。然后再用双手手掌贴在小腹两侧，朝向小腹正下方做单方向的斜擦，感觉小腹发热就可以了。最后，再将两手掌置于腰后，从腰部到骶尾部，由上而下擦2分钟，直到这些部位有温热感即可。"

"这些按摩方法最好是在月经前1周就进行，每天1次。还可以用些艾草、红花、生姜等煎水泡脚，也是月经前1周开始，每天1次，有很好的预防保健的效果。"

小敏说："我一定要做好自我保健！回去还要告诉其他女同学。谢谢王医生！"

"不过，如果是严重的痛经，还是要到医院检查，排除是否有器质性问题，千万别大意！"

"知道啦！谢谢您！"小敏边走边挥手向王医生告别。

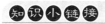

知识小链接

1.三阴交穴

为足太阴脾经穴，在小腿内侧、内踝尖上3寸、胫骨内侧缘后际。主要用于治疗腹痛、腹胀，妇科诸症，男科诸症，遗尿，失眠等。

2.关元穴

为任脉穴，位于下腹部、脐中下3寸、前正中线上。主要用于治疗小便不利、月经不调、带下、泄泻。

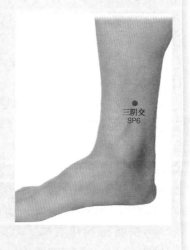

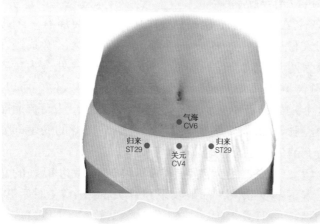

扭伤与委中穴

小奇放学回家总爱把学校里发生的事情一五一十地告诉妈妈。

经
络
的
世
界

"妈妈，今天数学课黄老师没来，临时换了另一位老师。"

"黄老师怎么了？""妈妈，听说黄老师病了，他搬东西时腰受伤了！妈妈，有没有穴位能治疗腰伤呀？"

妈妈说："当然有了。以前跟你讲过足太阳膀胱经，还记得吗？"

小奇想了一想，"记得，记得！它是人体背后最长的阳经经脉！"

妈妈说："没错，足太阳膀胱经从头走足，在背部形成两行夹脊的经脉，经腰部向下直到腘窝聚合，再下到足，沿足背外侧缘至小趾外侧端，所以多数腰痛都与膀胱经有关。要知道，分布在经脉上的穴位，一方面可以治疗经脉所络属脏腑的病症，最重要的是可以治疗经脉循行经过部位的病症，所以循经取穴都是有效的。"

小奇听得津津有味。"那么，是否只要是膀胱经上的穴位都可以治疗腰痛呢？"

"各个穴位还是有不同主治作用的。治腰痛有一个很重要的穴位就是'委中'。这个穴位位于腘窝，膀胱经在背部分为两支，向下行到腘窝，在委中这个穴处合为一支继续下行，可见委中穴是聚集膀胱经气的重要穴位。所以，刺激这个穴位，可以振奋整个膀胱经的活力，从而疏通腰背部的经脉气血。当用力点按这个穴后，腰背的痛楚即使不会马上消失，也会减轻。"

妈妈接着说："古人对人体的重要穴位做过很好的总结，还编了不少歌诀，都被收录在针灸古籍中。《肘后歌》里说：'腰软如何去得根，神妙委中立见效。'《四穴总歌》中记录的应用最广泛的4个穴位中就有委中：'面颌合谷收，头项寻列缺，肚腹三里留，腰背委中求。'说的是：治疗面颌病症多取合谷穴；治疗头项部位病症多取列缺穴；治疗腹部病症多取足三里穴；腰背痛可以用委中穴治疗。我们还可以在历代医书中看到不少针刺委中穴治疗腰膝疼痛的论述。"

小奇很高兴，"今天又记住了 4 个穴位的作用！下次我一定要学着背诵针灸歌诀。"说着说着，小奇又想到一个问题："妈妈，委中穴在后面，他自己按摩不了，你教教我吧，下次我就可以帮助其他人了！"

"妈妈告诉你，委中穴在正常情况下是凹陷的，当发生腰痛或有其他疾患时，委中穴局部会隆起，或可摸到条索状物。这时我们可以用两手拇指按压两侧委中穴，一压一松，让他稍感酸痛，连做 10~20 次；然后两手握空拳，用拳背有节奏地叩击委中穴，再连做 20~40 次；再用拇指各揉 10 次。最后用两手掌面上下来回擦委中穴 30 次。一般这样处理后疼痛会有很好的缓解呢！"

"不过，腰痛的情况比较复杂，建议先到医院做检查，明确诊断，请针灸推拿医生来处理才对。"

知识小链接

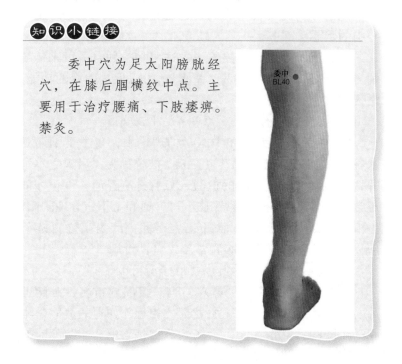

委中穴为足太阳膀胱经穴，在膝后腘横纹中点。主要用于治疗腰痛、下肢痿痹。禁灸。

委中
BL40

经络的世界

三 自我保健，给健康加分

腹部摩按运肠胃

"妈妈，今天学校组织我们去参观上海中医药博物馆了！"小奇兴冲冲地对妈妈说道。

"哦？跟妈妈说说，都看到了些什么呀？"妈妈问道。

"今天学到了好多中医药的知识呢，我看到了砭石、葫芦、装药的罐子，还有好多有趣的画。有一张画给我的印象特别深。"

"是什么样的画呀？"

"画上有一个古人仰天躺在床上，双手好像在揉肚子。讲解员叔叔说，他是在治消化不良的毛病。我想，光揉肚子就能治疗消化不良？妈妈，这是真的吗？"小奇道出了心中的疑惑。

妈妈听了点点头，笑着说："这可是一种自古以来传统的自我保健方法呢！叫做'摩腹'，可以促进脾胃的功能，增强体质。"

"脾胃和健康有很大关系吗？"小奇问道。

"当然关系重大。在中医学的理论中，胃主受纳腐熟水谷，脾主运化，是气血生化之源，被统称为'后天之本'。脾胃又是人体气机升降的枢纽，只有升清降浊，气化才能正常。古书里记载，经常摩腹，可'通和上下，分理阴阳，去旧生新，充实五脏，驱外感之诸邪，清内生之百症'。唐代名医孙思邈也说：'腹宜常摩，可祛百病。'"

"那是不是只要绕着肚脐揉肚子就可以了？"

"你还记得我说过'募穴'吗？腹部分布着各脏腑的募穴，位置与其相关脏腑所处部位相近，如胃的募穴是中脘，小肠的募穴是关元，大肠的募穴是天枢。摩腹的时候要注意刺激到这些募穴，从而起到促进脏腑功能的作用。"

"另外，揉肚子是有方向的哟！方向不同，效果也会不同。当有便秘、消化不良等问题的时候，要用顺时针摩法；而腹泻时，就要用逆时针摩法。按摩时，以肚脐为中心，按顺、逆时针方向盘旋摩，力量要保持均匀，呼吸要平稳，每次 15~20 分钟。"

"哇！我明白了，顺时针向治疗便秘、消化不良，逆时针向治疗腹泻，太神奇了！"于是，小奇模仿着妈妈的动作，学起了摩腹。

知识小链接

"募"有聚集、汇合之意。脏腑之气汇聚于胸腹部的腧穴，称为"募穴"。五脏六腑各有一募穴，均分布在胸腹部有关经脉上，其位置与其相关脏腑所处部位相近。例如，肺的募穴是中府；大肠的募穴是天枢；胃的募穴是中脘；脾的募穴是章门；心的募穴是巨阙；小肠的募穴是关元；膀胱的募穴是中极；肾的募穴是京门；心包的募穴是膻中；三焦的募穴是石门；胆的募穴是日月；肝的募穴是期门。

梳头叩首耳目清

晚上，小奇做完作业准备休息了，看到妈妈正拿着木梳梳头，不解地问："妈妈，我看你每天早上梳头，晚上要睡觉了怎么还梳头呀？"

"妈妈是在做保健呢！"

"梳头也是保健！"小奇瞪大了眼睛，好奇地问妈妈。

"是啊，头部有许多穴位，梳头可以刺激这些穴位来保健身体呢。早上梳头可以让人精神，就是俗话说的'常梳头，耳目清'；晚上梳头则可以放松精神，促进脑部经脉气血疏通，有助于睡眠。坚持每晚梳头，就会让你很快进入梦乡，越睡越香。"妈妈边梳边说道。

看着妈妈满头乌黑的长发，小奇问："我的头发很短，也要梳吗？"

妈妈听到小奇的话，笑了出来："古人的头发不论男女都很长，每天都要进行梳理，这是日常必做的行为。用梳头来保健是不分男女的，你现在就和妈妈一起做吧！"

妈妈给了小奇一把桃木梳，告诉小奇："先从左侧经头顶向右侧梳 30~50 下，再反过来，从右侧经头顶向左侧梳 30~50 下。然后从前头正中向后梳，一直梳到后发际，再从后向前，梳到前发际，各 30~50 下。如果不用梳子也行。两手五指分开伸入头发间，从前沿头顶至后脑往复按搓头，动作要轻柔。"

看到小奇有模有样地梳头，妈妈继续说道："梳头是有很多学问的，头部很多穴位都有很大作用呢。如果用眼时间过长，感觉眼睛疲倦、酸痛、发胀、发干，或者视物模糊，可以梳理头上的目窗穴。"

小奇疑惑地问道："目窗，是眼睛的窗户吗？"

妈妈笑着说："你的想象力很丰富啊。这个穴位在前发际向上 1.5 寸（食指与中指并拢的宽度），头正中线旁开 2.25 寸（约两拇指宽度），在眼睛瞳孔直上的位置。刺激这个穴位能很快消除眼睛疲劳。梳头时可以有意识地在这个穴位上稍加用力，可以对眼睛起保健作用。"

"梳头还会刺激到其他哪些穴位呢？"小奇很有兴趣，又追问道。

"头的正中线有很重要的一条经脉——督脉。它'总督诸阳'，是'阳脉之海'，对全身阳经脉气有统率和督促的作用。"妈妈尽量通俗地说，"督脉在头部，行于头部正中，从前发际正中线到后发际，有神庭、上星、囟会、前顶、百会、后顶、强间、脑户、风府、哑门这几个穴位，沿着督脉梳头可以直接刺激督脉上的这些穴位，使经脉气血充盈，耳聪目明。"

"另外，足太阳膀胱经、足少阳胆经等也都循行在头部，在耳上方的胆经穴位，如率谷、天冲、浮白、头窍阴等还能改善听力，对治疗耳鸣有效。梳头时都能刺激这些经穴。"

"妈妈，如果已经患有头部疾病也能这样梳头吗？"

"得了高血压、脑供血不足、血管神经性头痛、梅尼埃综合征、耳鸣、耳聋、失眠、贫血、脱发等一些慢性疾病，都可以按上述方法坚持梳头，起到保健的作用。"

妈妈说："你看妈妈每天要上班，要做饭、洗衣服，晚上还要研究经络问题。睡觉前梳个头，就能消除一天的疲劳，美美地睡上一觉啦。"

小奇拿起木梳说："妈妈，让我每天晚上帮你梳头吧！"

知识小链接

目窗穴为足少阳胆经穴，在头部、前发际上1.5寸、瞳孔直上。主要用于治疗头痛、眩晕、目赤痛、鼻塞等。

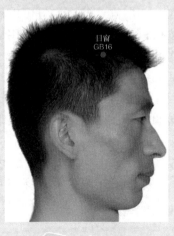

目周按揉眼保健

小奇放学回到家，看到妈妈正聚精会神地在计算机前写资料。"妈妈，你歇一会吧。我们今天学了眼保健操，我来教你，这里可有好多学问呢。"

妈妈放下手头的工作，摘下眼镜，看着热情而好学的小奇，眼神充满慈爱。

小奇一脸认真地说："妈妈，眼保健操中有一个重要的穴位就是'睛明穴'。'睛'是眼睛的睛，'明'是光明的明。听说这个穴位可厉害了，每天按摩就不会近视。"

妈妈忍不住笑道："睛明穴的确有光明之意，按揉一会就会感觉眼前一亮。你知道睛明穴在哪儿吗？"小奇大声说道："我们学过了，这个难不倒我！它就在目眶内侧、眼内角。"

妈妈说："眼周分布着好几个穴位，都有很好的眼保健作用，如太阳、攒竹、鱼腰、瞳子髎、四白、迎香等。"

做眼的保健，可以结合按揉法、刮法操作。像太阳穴、攒竹穴、睛明穴、四白穴、迎香穴等可以用按揉法。攒竹穴用双手拇指按揉，其他几个穴位可以用食指按揉。揉按力度要适当，速度均匀，每秒钟做强按压 1 次，让穴位有酸胀感，一般每个穴位可以按揉 30~60 次。

目上眶和目下眶则可以用刮法。具体方法是：两手食指稍弓，用食指的内侧面沿着眼的上眶从眼内角向眼外角方向刮，再沿着目下眶，仍然是从眼内角向眼外角方向刮，应该让目眶有酸胀感才好。刮眶上和眶下共 36 轮。

"做完后，不要忘记还要按揉手上的一个穴位……"妈妈还没说完，小奇就抢先问："是合谷吧！我想是'面口合谷收'呀！"

看到小奇这么聪明，妈妈高兴地笑了起来，说："小奇说得对！"

妈妈边讲边示范，小奇就学着做起来。妈妈抓住小奇的手，说："眼睛的按揉一定注意清洁，你还没洗手吧，不能用脏手按揉眼！"

小奇赶紧去洗了手，"下次一定注意！"

知识小链接

1. 睛明穴

为足太阳膀胱经穴，在面部、目内眦内上方眶内侧壁凹陷中。主要用于治疗目疾、闪腰。

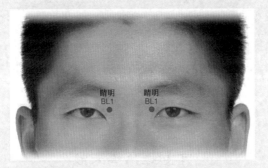

2. 攒竹穴

为足太阳膀胱经穴，在面部、眉头凹陷中、额切迹处。主要用于治疗头痛、目疾、眼睑瞤动、面瘫、腰痛。

3. 鱼腰穴

为经外奇穴，在头部、瞳孔直上、眉毛中。主要用于治疗眉棱骨痛、眼睑瞤动、眼睑下垂、目翳、目赤肿痛。

4. 瞳子髎

为足少阳胆经穴，在面部、目外眦外侧0.5寸凹陷中。主要用于治疗头痛、目赤痛、迎风流泪、青盲、口眼㖞斜。

5. 太阳穴

为经外奇穴，在头部、眉梢与目外眦之间向后约一横指的凹陷中。主要用于治疗头痛、目疾、口眼㖞斜。

6. 迎香穴

为经外奇穴，在面部、鼻翼软骨与鼻甲的交界处近鼻翼沟上端处。主要用于治疗鼻塞、鼻渊、目赤肿痛、迎风流泪、头痛。

7. 四白穴

为足阳明胃经穴，在面部、眶下孔处。主要用于治疗目赤痛痒、目翳、眼睑瞤动、口眼㖞斜、面痛。

耳郭搓热鸣天鼓

春节，小奇跟爸爸妈妈一起去奶奶家吃年夜饭。小奇发现奶奶的耳聋比去年加重了，要大声和她说话才能听见，记忆力也下降了，小奇有点难过。

回家后，小奇问妈妈："奶奶这样下去可不行，我怎样才能帮她呀？"

妈妈说："许多人年老后听力会渐渐下降。中医理论认为肾开窍于耳，耳与肾气相关，肾气足则听觉灵敏，肾虚则髓海不足，会出现耳鸣、听力下降、头晕。"

"另外，耳与五脏也有着密切的联系，还有手少阳三焦经、足少阳胆经入耳，手太阳小肠经过耳，经络脏腑之气都在这里交汇。所以，不仅是肾虚，当情绪焦虑、暴躁时，肝胆气逆，也会导致耳脉淤滞，耳中鸣响，甚至耳聋。"

"啊，原来人的听力与全身经脉气血都相关呀！"小奇瞪着大眼睛说。

妈妈接着说："耳前有一个穴位叫听会，是足少阳胆经的穴位。《针灸资生经》中说'耳蝉鸣，取听会'。《医宗金鉴》也说，这个穴位'主治耳聋耳鸣'。小奇你张开嘴，用手摸一下，耳前是不是出现一个凹陷？这叫做'耳屏间切迹'。"

小奇张开大口说："妈妈，我摸到了！"

"听会就在耳的前下方。用双手拇指或食指按揉两侧听会穴，有一定的保健作用。力量要均匀，要有轻度酸胀感，按3~5分钟，每天可以做2~3次。"

妈妈又说："人的耳朵上有丰富的人体功能反射区。我们还可以经常搓搓耳郭，就是用手掌上下搓耳直到耳郭发热，能激发肾的经脉之气，对头晕、健忘、耳鸣等也是很好的保健方法。"

小奇说："这个方法简单，我去告诉奶奶！"

妈妈说："古代还有许多关于耳的保健方法呢，流传最广的一种是'鸣天鼓'。在《河间六书》、《圣济总录》、《修龄要旨》和《养生十六宜》中都有'鸣天鼓'的记载。中国传统健身术的'八段锦'和'易筋经'中也融合了鸣天鼓这个动作。"

小奇着急地问："妈妈，你快告诉我怎么做呀！"

妈妈说："用两手掌心掩按住耳孔，十指放在脑后。把食指叠在中指上，利用快速向下滑动的力量敲击脑后的枕骨，你来试试。"

小奇一试，果不其然，随着每一次"敲击"，耳中便出现"咚、咚"的声音，就像鸣鼓一样。妈妈接着说："这个动作可以反复做36次。接着，再用掌心紧紧按住耳孔，停留数秒钟，然后两手突然松开，这时，耳中会像放炮一样，出现'轰'的声响。这样连续一按一放，连续做9次。"

小奇照着妈妈说的做完一遍，头脑耳目好像清醒了许多，"简直不可思议，太神奇了！"

妈妈意犹未尽。"民谚还说，'晨叩天钟、晚击天鼓'。叩天钟，就是叩齿，上下牙齿相叩击，有保健牙齿的作用，'朝暮叩齿三百六，七老八十牙不落'。中医学说肾主骨，齿为骨之余，所以，这些方法可以结合起来做，每天早晚各做1遍。"

小奇说："我去看望奶奶，一定要教会她！"

妈妈说："真是好孩子！另外，我们大家都可以做耳保健按摩。那样不仅可以预防听力下降，更可以让你身体健康，耳聪目明。"

知识小链接

听会穴为足少阳胆经穴，在面部、耳屏间切迹与下颌骨髁突之间的凹陷中。主要用于治疗耳聋、耳鸣、齿痛、牙关不利、疟腮、口眼㖞斜等。

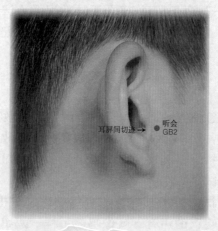

耳屏间切迹→ ● 听会
GB2

三里点揉保健康

今天是周日，天气真好，小奇一家去公园玩。

公园里，小奇看见一个老爷爷坐在长椅子上揉小腿。小奇想，他一定是腿疼了吧，于是拽着妈妈上前问道："老爷爷，您不舒服吗？为什么要揉小腿呀？"

"小朋友，这你就不知道了吧，我是在揉小腿上的穴位。天天按足三里，可以延年益寿！"

小奇问："妈妈，足三里这个穴位这么神奇呀？它和人的长寿有关吗？"

妈妈笑着说："是啊，足三里穴是一个非常重要的保健穴，被称为强壮要穴呢。"

"妈妈再给我讲讲足三里穴吧！"

"足三里，是足阳明胃经的穴位。你还记得中医学所说的'后天之本'吗，就是指脾胃主消化、运化水谷精微的功能。脾胃功能正常就能为身体提供重要的物质基础。经常刺激足三里这个穴位，能调理消化功能，健胃补脾，强健身体，延年益寿。"

老爷爷说："我今年都70多岁了，现在每天都在足三里穴上按揉36遍，腿脚很利索，食欲也好，而且还不感冒！"

妈妈说："是啊，按摩足三里穴还能提高机体的抗病能力。唐代有一个著名的医学家孙思邈，他写的《千金方》中记载了灸足三里来预防疾病的方法，书中说，如果要去传染病疫区，先在足三里穴上施灸就能避免被传染。不过这种灸需要将艾炷直接放在皮肤上灸，我们不要自己操作。"

小奇又问："这个穴位为什么叫足三里呢？"

"因为足三里穴在小腿前外侧，在膝盖下方3寸。三里，说的就是3寸这个长度。"小奇恍然大悟。

"足三里穴的应用很广泛。我们有个教授专门做了古代上百种图书中有关腧穴的文献统计和分析，发现在所有穴位中，足三里穴被使用的次数最多，治疗的病症最广泛呢。"

"原来一个小小的足三里穴竟然有这么大的作用呀，我以后也要天天按揉它！"

知识小链接

足三里穴为足阳明胃经穴，在小腿外侧、犊鼻下3寸、犊鼻与解溪连线上。主要用于治疗消化道疾病、膝胫痠痛、虚劳羸瘦、癫狂。

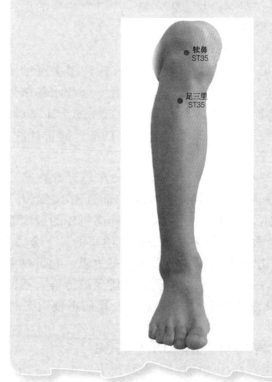

涌泉搓擦助生长

"妈妈，今天我又发现了一个保健穴位！"

"哈，小奇成了经络迷啦！说来听听。"

"昨天我和隔壁张爷爷比赛看谁走得快，张爷爷像我上次在公园里看到的爷爷一样，都70多岁了，怎么腿脚还是那么利落，走得那么快，我赶都赶不上。"

"后来呢？"妈妈笑着问。

"后来我问张爷爷，你有什么秘诀吗？张爷爷告诉我，他有一个秘密武器，就是涌泉穴。他说他每天都搓涌泉穴，已经坚持了20多年了。"

妈妈说："是的，涌泉穴也是一个很重要的保健穴位。"

"妈妈，涌泉是指这里如泉涌吗？你再详细说说吧！"小奇恳求道。

"涌泉是足少阴肾经的'井穴'，在足底。当肾气充足时，脉气就如泉水般涌动，所以按摩涌泉穴可以加强肾气，培补元气，振奋人体之正气，强身健体、延年益寿，历代医家、名人都十分推崇。"

妈妈接着说："历史上还有个小故事呢。在宋代，扬州有位长寿的武官注重保健按摩。他曾在气候潮热、疟疾和各种传染病横行的两广地区做官10多年，从来不吃药，也没染过疾病，到年纪大了依然面色红润、腰足有力、行走轻快。这位武官健康长寿的秘诀就是经常按摩足底的涌泉穴，'每日五更起坐，两足相向，热摩涌泉穴无数，以汗出为度'。后来苏东坡大学士十分羡慕，于是效仿其按摩法，果然见效，于是就在文人墨客中传开来了。"

小奇听得入神。妈妈接着说："另外，我们的足底还是全身脏腑组织、器官的反射区，经常推搓足底可以改善体质，对全身功能都有很好的保健作用。青少年搓足底还可以促进发育、增强体能，促进长个儿呢。"

"妈妈，快教我怎么搓足，我也要学学！"

妈妈喝了口水说道："搓足是要讲究方法的。搓足前先要用温水泡脚，边泡边用两脚互搓，10~15分钟后用毛巾擦干。然后再用手掌根部（或两侧的鱼际部位）搓擦。涌泉穴在足掌心前 1/3 与后 2/3 交接处，这里是搓擦的重点。但搓擦的范围可以大一些，可以到整个足掌，也可以连同足背一起搓擦，以汗出为度。另外，擦足时，要注意摒除杂念，平定情绪。贵在坚持，像张爷爷那样，坚持了 20 多年，效果就很明显。"

"太好了，我从今天开始就坚持，每天洗完脚后搓足，以后我要比张爷爷走得快啦！"小奇笑着说道。

知识小链接

涌泉穴在足底，屈足卷趾时足心最凹陷处。主要用于治疗头痛、咽喉不利、舌干、二便不利、昏厥。

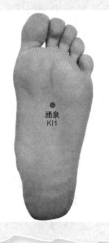

涌泉
KI1

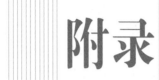

附录

十四经循行

　　手太阴肺经：该经起自中焦（腹部），向下联络大肠，回过来沿着胃的上口贯穿膈肌，入属肺脏，从肺系（气管、喉咙）横行出胸壁外上方，走向腋下，沿上臂前外侧，至肘中后再沿前臂桡侧下行至寸口（桡动脉搏动处），又沿手掌大鱼际外缘出拇指桡侧端。其支脉从腕后桡骨茎突上方分出，经手背虎口部至食指桡侧端。脉气由此与手阳明大肠经相接。

　　手阳明大肠经：手阳明大肠经起于食指末端，沿食指桡侧缘向上，出第一、二掌骨间，进入拇长伸肌腱和拇短伸肌腱之间的凹陷处，沿前臂桡侧，进入肘外侧，经上臂外侧前缘，上肩，出肩峰部前边，向上交会颈部，下入锁骨上窝，络于肺，通过横膈，属于大肠，大肠下合于足阳明胃经的上巨虚穴。

　　足阳明胃经：循行部位起于鼻翼旁（迎香穴），挟鼻上行，左右侧交会于鼻根部，旁行入目内眦，与足太阳经相交，向下沿鼻柱外侧，入上齿中，还出，挟口两旁，环绕嘴唇，在颏唇沟承浆穴处左右相交，退回沿下颌骨后下缘到大迎穴处，沿下颌角上行过耳前，经过上关穴（客主人），沿发际，到额前。本经脉分支从大迎穴前方下行到人迎穴，沿喉咙向下后行至大椎，折向前行，入缺盆，下行穿过膈肌，属胃，络脾。直行向下一支是从缺盆出体表，沿乳中线下行，挟脐两旁（旁开2寸），下行至腹股沟外的气街穴。本经脉又一分支从胃下口幽门处分出，沿腹腔内下行到气街穴，与直行之脉会合，而后下行大腿前侧，至膝膑沿下肢胫骨前缘下行至足背，入足第二趾外侧端（厉兑穴）。本经脉另一分支从膝下3寸处（足三里穴）分出，下行入中趾外侧端。又一分支从足背上冲阳穴分出，前行入足大趾内侧端（隐白穴），交于足太阴脾经。

足太阴脾经：循行部位起于足大趾内侧端（隐白穴），沿内侧赤白肉际，上行过内踝的前缘，沿小腿内侧正中线上行，在内踝上8寸处，交出足厥阴肝经之前，上行沿大腿内侧前缘，进入腹部，属脾，络胃，向上穿过膈肌，沿食管两旁，连舌本，散舌下。本经脉分支从胃别出，上行通过膈肌，注入心中，交于手少阴心经。

手少阴心经：该经起自心中，出来后归属于心系（心脏周围的组织），向下通过膈肌，联络小肠。其分支从心系向上夹着食管连于目；其直行主干又从心系上肺，向下斜出于腋下，沿上肢内侧后边，至肘中，沿前臂内侧后边，到手掌后豆骨突起处进入掌内后边，沿小指桡侧到达其末端。脉气由此与手太阳小肠经相连。

手太阳小肠经：该经循行路线起自手小指尺侧端，沿手掌尺侧缘上行，出尺骨茎突，沿前臂后边尺侧直上，从尺骨鹰嘴和肱骨内上髁之间向上，沿上臂后内侧出行到肩关节后，绕肩胛，在大椎穴处（后颈部椎骨隆起处）与督脉相会。又向前进入锁骨上窝，深入体腔，联络心脏，沿食管下行，穿膈肌，到胃部，入属小肠。其分支从锁骨上窝沿颈上面颊到外眼角，又折回进入耳中。另一支脉从面颊部分出，经眶下，达鼻根部的内眼角，然后斜行到颧部。脉气由此与足太阳膀胱经相接。

足太阳膀胱经：循行部位起于目内眦（睛明穴），上达额部，左右交会于头顶部（百会穴）。本经脉分支从头顶部分出，到耳上角部。直行本脉从头顶部分别向后行至枕骨处，进入颅腔，络脑，回出分别下行到项部（天柱穴），下行交会于大椎穴，再分左右沿肩胛内侧，脊柱两旁（1寸5分），到达腰部（肾俞穴），进入脊柱两旁的肌肉，深入体腔，络肾，属膀胱。本经脉一分支从腰部分出，沿脊柱两旁下行，穿过臀部，从大腿后侧外缘下行至腘窝中（委中穴）。另一分支从项分出下行，经肩胛内侧，从附分穴挟脊（3寸）下行至髀枢，经大腿后侧至腘窝中与前一支脉会合，然后下行穿过腓肠肌，出走于足外踝后，沿足背外侧缘至小趾外侧端（至阴穴），交于足少阳肾经。

足少阴肾经：循行部位起于足小趾下面，斜行于足心出行于舟骨粗隆之下，沿内踝后缘，分出进入足跟，向上沿小腿内侧后缘，至腘内侧，上股内侧后缘入脊内（长强穴），穿过脊柱，属肾，络膀胱。本经脉直行于腹腔内，从肾上行，穿过肝和膈肌，进入肺，沿喉咙，到舌根两旁。本经脉一分支从肺中分出，络心，注于胸中，交于手厥阴心包经。

手厥阴心包经：起于胸中，出属心包络，向下穿过膈肌，依次络于上、中、下三焦。它的支脉从胸中分出，沿胁肋到达腋下3寸处（天池穴）向上至腋窝下，沿上肢内侧中线入肘，过腕部，入掌中（劳宫穴），沿中指桡侧，出中端桡侧端（中冲穴）。另一分支从掌中分出，沿无名指出其尺侧端（关冲穴），交于手少阳三焦经。

手少阳三焦经：该经起自无名指尺侧端，上出于四、五两指之间，沿手背至腕部，向上经尺、桡两骨之间通过肘尖部、沿上臂后到肩部，在大椎穴处与督脉相会；又从足少阳胆经后，前行进入锁骨上窝，分布在两乳之间，脉气散布联络心包，向下贯穿膈肌，统属于上、中、下三焦。其分支从两乳之间处分出，向上浅出于锁骨上窝，经颈至耳后，上行出耳上角，然后屈曲向下至面颊及眼眶下部。另一支脉从耳后进入耳中，出行至耳前，在面颊部与前条支脉相交，到达外眼角。脉气由此与足少阳胆经相接。

足少阳胆经：循行部位起于目外眦（瞳子髎穴），上至头角（颔厌穴），下行到耳后（完骨穴），再折回上行，经额部至眉上（阳白穴），又向后折至风池穴，沿颈下行至肩上，左右交会于大椎穴，前行入缺盆。本经脉一分支从耳后进入耳中，出走于耳前，至目外眦后方。另一分支从目外眦分出，下行至大迎穴，同手少阳经分布于面颊部的支脉相合，行至目眶下，向下的经过下颌角部下行至颈部，与前脉会合于缺盆后，穿过膈肌，络肝，属胆，沿胁里浅出气街，线毛际，横向至环跳穴处。直行向下的经脉从缺盆下行至腋，沿胸侧，过季肋，下行至环跳穴处与前脉会合，再向下沿大腿外侧、膝关节外缘，行于腓骨前面，直下至腓骨下端，浅出外踝之前，沿足背行出足第四趾外侧端（足窍阴穴）。

足厥阴肝经：简称肝经。循行路线起于足大趾爪甲后丛毛处，沿足背向上至内踝前一寸处（中封穴），向上沿胫骨内缘，在内踝上8寸处交出足太阴脾经之后，上行过膝内侧，沿大腿内侧中线进入阴毛中，绕阴器，至小腹，挟胃两旁，属肝，足厥阴肝经循行线路图络胆，向上穿过膈肌，分布于胁肋部，沿喉咙的后边，向上进入鼻咽部，上行连接目系出于额，上行与督脉会于头顶部。本经脉一分支从目系分出，下行于颊里，环绕在口唇的里边。又一分支从肝分出，穿过膈肌，向上注入肺，交于手太阴肺经。

督脉：起于小腹内，下出会阴，向后至尾骶部的长强穴，沿脊柱上行，经项部至风府穴，进入脑内，属脑，沿头部正中线，上至巅顶的百会穴，经前额下行鼻柱至鼻尖的素髎穴，过人中，至上齿正中的龈交穴。分支：第一支，与冲、任二脉同起于胞中，出于会阴部，在尾骨端与足少阴肾经、足太阳膀胱经的脉气会合，贯脊，属肾；第二支，从小腹直上贯脐，向上贯心，至咽喉与冲、任二脉相会合，到下颌部，环绕口唇，至两目下中央；第三支，与足太阳膀胱经同起于眼内角，上行至前额，于巅顶交会，入络于脑，再别出下项，沿肩胛骨内，脊柱两旁，到达腰中，进入脊柱两侧的肌肉，与肾脏相联络。

任脉：起于胞中，下出于会阴，经阴阜，沿腹部正中线上行，经咽喉部（天突穴），到达下唇内，左右分行，环绕口唇，交会于督脉之龈交穴，再分别通过鼻翼两旁，上至眼眶下（承泣穴），交于足阳明经。分支：由胞中贯脊，向上循行于背部。

索引

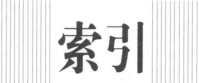

二 穴位索引（按汉语拼音音序）

图书在版编目(CIP)数据

经络的世界/徐平主编.—上海：复旦大学出版社,2014.8(2022.6重印)
(中小学生中医药科普读物)
ISBN 978-7-309-10482-0

Ⅰ.经…　Ⅱ.徐…　Ⅲ.经络-青少年读物　Ⅳ.R244.1-49

中国版本图书馆 CIP 数据核字(2014)第 059878 号

经络的世界
徐　平　主编
责任编辑/魏　岚

复旦大学出版社有限公司出版发行
上海市国权路 579 号　邮编：200433
网址：fupnet@ fudanpress.com　http://www.fudanpress.com
门市零售：86-21-65102580　团体订购：86-21-65104505
出版部电话：86-21-65642845
上海崇明裕安印刷厂

开本 890×1240　1/32　印张 2.25　字数 60 千
2022 年 6 月第 1 版第 3 次印刷

ISBN 978-7-309-10482-0/R·1374
定价：25.00 元